NOTICE

SUR L'EXTRACTION DE

LA SÈVE DE PIN MARITIME

DES LANDES DE LA GIRONDE

ET SUR

SON EMPLOI EN MÉDECINE

NOTICE

SUR L'EXTRACTION DE LA

SÈVE DE PIN MARITIME

DES LANDES DE LA GIRONDE

ET SUR

L'EFFICACITÉ DE CE MÉDICAMENT NOUVEAU

DANS LE TRAITEMENT DES AFFECTIONS CHRONIQUES DE L'APPAREIL RESPIRATOIRE,
SANS EN EXCEPTER LA PHTHISIE;
DANS CELUI DE CERTAINES MALADIES DES VOIES DIGESTIVES, DE PLUSIEURS ÉTATS
MORBIDES INVÉTÉRÉS DES MUQUEUSES GÉNITO-URINAIRES;
ET ENFIN, DANS LE TRAITEMENT CHIRURGICAL DES PLAIES ANCIENNES
ET DES ULCÈRES DE MAUVAISE NATURE.

PAR

ÉDOUARD LAGASSE

Pharmacien à Bordeaux, cours d'Albret, 31.

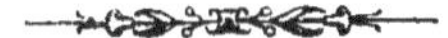

BORDEAUX

IMPRIMERIE GÉNÉRALE DE M⁻ᵉ CRUGY
rue et hôtel Saint-Siméon, 16.

1856

NOTICE

SUR L'EXTRACTION DE LA

SÈVE DE PIN MARITIME

DES LANDES DE LA GIRONDE

ET SUR

SON EMPLOI EN MÉDECINE.

Parmi les médicaments les plus efficaces, le plus universellement préconisés et usités, la thérapeutique a enregistré, dès la plus haute antiquité, les divers produits d'excrétion des arbres résineux ou leurs modifications, tels que la térébenthine, la poix, le goudron, etc. On trouve même recommandée chez les vieux auteurs [1] l'atmosphère balsamique des forêts de pins comme étant très-salutaire aux phthisiques et aux sujets affaiblis par de longues souffrances. En aucun temps, on n'a songé à utiliser la sève elle-même, c'est-à-dire la source d'où toutes ces autres substances térébenthinées découlent. Il est vrai qu'il n'en est pas différemment des autres végétaux employés en médecine, excepté toutefois les plantes herbacées, surtout antiscorbutiques, dont le suc est administré en nature. D'où cela vient-il? Sans doute de ce que, dans les conditions ordinaires, l'extraction économique et en grand de la sève des arbres est

[1] Pline le Naturaliste, Plinius Valerianus, le Bordelais Cn. Marcellus, Mercurialis, etc.

évidemment impossible ; de ce que, d'autre part, il est très-difficile de constater les propriétés diverses d'un liquide si compliqué par sa constitution, si variable, et qui se modifie si vite. Aussi l'un de nos plus savants académiciens, feu M. Gaudichaud, qui avait spécialement étudié les sèves en général, soit chimiquement, soit physiologiquement, a-t-il pu dire avec raison, en 1853 : « La question de la sève est » une des plus complexes et qui n'a pas de signification scien- » tifique en ce moment. » Rien n'est venu depuis, que nous sachions, combler cette lacune sous aucun rapport.

Il était réservé à un industriel tout à fait étranger à la médecine, à un industriel placé, il est vrai, dans des conditions éminemment favorables à de pareilles investigations, non pas de résoudre complètement ce problème si compliqué, ce ne peut être l'œuvre d'un seul homme, quelque savant qu'on le suppose, mais de signaler les vertus curatives que les sèves des végétaux ligneux possèdent, par l'exemple des résultats obtenus de celle de pin. Sous cette impulsion, et grâce à l'intérêt direct que peuvent avoir désormais ces recherches, l'étude de cette question se développera plus activement, et portera, il faut l'espérer, la lumière sur les différents points spéciaux sous lesquels on peut l'envisager. Telle est, en toute matière, la marche la plus habituelle de la science ; elle commence presque toujours par l'empirisme, se préoccupant avant tout de nos besoins physiques.

Quoique M. Lecoy, inspecteur retraité des Eaux et Forêts, à qui la thérapeuthique sera redevable de ce nouveau médicament (la sève de pin), ne soit ni médecin ni pharmacien, et n'ait aucune prétention au titre de savant dans les sciences chimiques ou naturelles, il n'en mérite pas moins la confiance publique par les nombreuses observations qu'il a recueillies, autour de lui, sur l'efficacité médicatrice de la sève de pin. Ces observations, dont l'authenticité peut être facilement vérifiée auprès des personnes qui ont profité des bienfaits de cette médication, ont trouvé leur contrôle officiel et leur confirmation dans les faits analogues constatés par les médecins qui ont bien voulu essayer, sur leurs malades, ce nouvel agent thérapeutique, sans être arrêtés par cette considération que l'auteur n'était pas un homme de l'art : le succès a couronné leurs louables tentatives ; c'est là l'essentiel. Les faits, en toute chose, ont une signification impérieuse ; ils s'imposent.

Cette espèce d'anomalie dans la divulgation d'un fait nouveau, est-elle donc une chose extraordinaire ? Bien s'en faut ; l'histoire des inventions et découvertes ne nous montre-t-elle pas que bon nombre de celles, et des meilleures, qui ont été faites dans les diverses branches de la science, des arts ou de l'industrie, sont dues pareillement à l'initiative d'inventeurs incompétents ? Quelquefois même le hasard un hasard providentiel, a seul présidé à la découverte. En profitent-elles moins les unes et les autres au bien-être de l'humanité, et devons-nous moins de gratitude aux promoteurs et aux vulgarisateurs, parce qu'ils sont étrangers à l'art qu'ils contribuent à enrichir ?

En médecine, on devrait, moins que toute autre part, s'étonner de ces innovations hétérogènes ; c'est, sans aucun doute, la science où elles ont été le plus fréquentes. A qui a-t-elle dû le quinquina, spécifique si précieux pour combattre l'élément périodique des maladies? Au hasard. A qui doit-elle l'iode, dont l'application en médecine a pris, dans ces derniers temps, une si grande importance dans le traitement des affections scrofuleuses? A un teinturier.....

D'ailleurs, hâtons-nous de le dire, M. Lecoy n'a pas été amené en aveugle, par le hasard, au beau résultat qu'il a divulgué. C'est à l'induction rationnelle, ce guide des hommes spéciaux, qu'il est redevable de sa découverte.

Exploitant industriellement, pour son compte, l'admirable et si utile procédé de M. le docteur Boucherie pour l'injection des bois, au moyen de dissolutions colorantes et conservatrices, il ne tarda pas à se demander s'il ne serait pas possible de tirer parti, médicalement, des produits naturels dont il opérait le déplacement.

Par sa longue expérience, par ses connaissances théoriques et pratiques en arboriculture, il savait que la sève des végétaux ligneux contient, plus ou moins élaborés suivant la région du système axillaire d'où on l'extrait, les éléments des principes actifs, excrétés ou non, qui distinguent chacune des espèces et en recommandent l'emploi pour la satisfaction de nos besoins. Celle de pin ne pouvait faire exception : en effet, il voyait cette sève, qu'il déplaçait d'abord limpide et incolore, devenir louche et opaline à mesure qu'elle absorbait l'oxygène de l'air, et déposer peu à peu, sur les parois du vase où il la recueillait, une substance visqueuse assez abondante, analogue à la résine. Sa saveur très-légèrement balsamique, sans la moindre âcreté, rappelait un peu le parfum particulier qui embaume l'atmosphère des forêts de pins, et lui donne les qualités bienfaisantes qu'on lui attribue. D'ailleurs, le liquide, abandonné à lui-même, finissait par s'altérer assez rapidement sous l'influence de la matière organique et fermentescible qui y est contenue.

M. Lecoy présuma, avec raison, d'après ces indices, que la sève de pin pouvait posséder des propriétés thérapeutiques analogues, sinon identiques, à celles des produits térébenthinés provenant du même arbre, et devenir ainsi d'un utile secours en médecine, en remplaçant avec avantage, pour l'usage interne et même externe, ces autres substances âcres et rebutantes, d'un usage si incommode. Or, pour arriver à la connaissance de ces propriétés, il n'eut qu'à consulter un traité quelconque de matière médicale, qui lui signala l'action physiologique exercée sur l'économie animale par les matières résineuses et par leurs préparations pharmaceutiques, et l'application variée qu'on en fait dans le traitement des maladies. Ce sont des remèdes très-répandus parmi le peuple.

D'après ces considérations et sur ces renseignements, M. Lecoy se livra à l'expérimentation directe de la sève de pin. Voulant d'abord s'assurer de son innocuité, il l'essaya, non sur les autres, mais sur lui-même, à ses risques et périls ; il en prit des doses assez fortes, soit à jeun, soit pendant ses repas, presque en guise d'eau, sans éprouver la moindre incommodité, le moindre dérangement du côté des voies digestives et des autres fonctions.

En ayant ainsi impunément continué l'usage durant un temps suffisamment long, et certain désormais qu'il pouvait, en sûreté de conscience, encourir la responsabilité de son administration chez les autres, il détermina plusieurs personnes de sa famille et de son entourage, encouragées du reste par son exemple, à tenter les mêmes essais ; et toutes, différant par l'âge, le sexe, le tempérament et la constitution, obtinrent un résultat semblable, offrirent la même tolérance : bien plus, quelques-unes reconnurent que leur digestion, habituellement lente et difficile, s'accomplissait mieux, et qu'une amélioration sensible et assez rapide se produisait dans leur état général.

Abordant, dès lors, les expériences concluantes relativement à l'efficacité médicatrice de la sève, il la fit prendre à des sujets atteints d'affections diverses, et particulièrement de celles qui altèrent les fonctions essentielles des organes respiratoires et, par suite, de l'hématose, attaquant, pour ainsi dire, la vie par sa base. Les succès confirmèrent ses prévisions : sous l'influence de ce médicament, des toux très-opiniâtres se dissipèrent, des expectorations sanguinolentes et de mauvaise nature reprirent peu à peu leur caractère normal et disparurent ; des personnes même que l'on regardait comme phthisiques virent leur état s'améliorer sensiblement, etc., etc.

De si beaux résultats, obtenus la plupart à l'insu des médecins, ne restèrent pas ignorés : on se le dit, et M. Lecoy reçut de toutes parts de nombreuses demandes ; il distribua de la sorte, gratuitement, d'assez fortes quantités de sève, et fut récompensé de sa générosité par des témoignages multipliés de reconnaissance.

Encouragé par de tels succès, certain qu'il était sur la voie d'une chose réellement utile et facilement applicable,

M. Lecoy avisa au moyen de recueillir la plus grande quantité possible de sève et dans les meilleures conditions de pureté. Il modifia donc son mode habituel d'extraction, qui l'astreignait à des précautions minutieuses et lui faisait perdre beaucoup de temps; il n'opéra plus directement le déplacement par les dissolutions conservatrices ou colorantes des bois, qui, presque toutes, présentent plus ou moins de dangers, en raison de leur nature généralement délétère due aux sulfates de cuivre, de fer, etc. Il en fit le déplacement par l'intermédiaire de l'eau pure, qui, à son tour, était chassée par les dissolutions ordinaires. Les réactifs qui lui servaient à déceler les substances toxiques dans la sève réservée pour l'usage médicinal, furent ainsi rendus inutiles. Le bois, traité ensuite par les solutions salines, avait les mêmes qualités industrielles.

Cependant, l'opération ainsi compliquée et étendue allait occasionner des frais, une dépense de temps et de travail dont M. Lecoy dut songer à s'indemniser. Or, comme tout annonçait que la consommation pouvait atteindre d'assez grandes proportions pour devenir la base d'une affaire commerciale d'une certaine importance, il se munit d'un brevet d'invention qui lui assurait, pour quinze ans, le monopole de l'extraction de la sève, non seulement du pin maritime, mais encore des autres végétaux ligneux ayant des propriétés utilisées ou utilisables en médecine, et qu'il se proposait d'extraire tôt ou tard par le même procédé.

S'il prenait cette garantie, ce n'était pas pour prévenir les tentatives d'une concurrence loyale qui aurait exploité sa méthode d'extraction, dans les conditions voulues. Il savait qu'il n'avait rien à craindre de ce côté, se trouvant à la tête d'un établissement considérable, dans les circonstances exceptionnelles d'une industrie spéciale, privilégiée et brevetée [1]. M. Lecoy voulait surtout éviter toute altération ou substitution de la sève de pin par d'avides et déloyaux falsificateurs, qui auraient profité de la liberté de la vente pour livrer au commerce, non seulement des liquides plus ou moins inertes, mais peut-être encore nuisibles.

Grâce à cette précaution, il n'y aura que les bouteilles portant le cachet et le nom du vendeur privilégié qui contiendront de la sève de pin authentique, naturelle et pure, extraite par M. Lecoy, et offrant toute sécurité dans son administration.

Rassuré sur ce point essentiel, M. Lecoy, n'ayant pas le droit d'opérer lui-même la vente de ce nouveau médicament, se mit en mesure d'en établir un dépôt général chez un pharmacien de Bordeaux. Il nous proposa cette affaire, en nous donnant connaissance de tous les faits précédents, bien capables, certes, d'éveiller l'attention sur un agent thérapeutique si efficace.

Arrivé facilement à la vérification des beaux succès obtenus par M. Lecoy, nous dûmes nous rendre à l'évidence, et nous acceptâmes avec empressement de devenir dépositaire par acte notarié.

[1] Le brevet de quinze ans de M. le docteur Boucherie, lequel devait expirer le 8 juin 1856, vient d'être prolongé afin que le procédé de conservation des bois puisse subir l'épreuve jugée nécessaire pour une appréciation définitive.

A partir de ce moment, nous avons pu juger tous les jours, par nous-même, combien sont multiples et variés les états morbides auxquels s'approprie la vertu curative de la sève de pin. Les affections chroniques des voies respiratoires, telles que rhumes, bronchites, catarrhes, crachement de sang, la phthisie même plus ou moins avancée; celles de l'appareil digestif; des organes génito-urinaires, telles que catarrhes vésicaux, leucorrhée, etc., en fournissent les principales indications, comme nous l'avons dit en commençant. A l'extérieur, elle est pareillement utile dans le traitement des plaies anciennes et qui semblent incicatrisables, les ulcères de mauvaise nature, etc. Dans tous ces cas, les lotions de sève calment les douleurs et modifient rapidement l'état de la plaie, qui ne tarde pas à se cicatriser, quand elle n'est point sous la dépendance d'un virus spécifique. On peut considérer ces faits comme définitivement acquis à la science, car ils proviennent des essais auxquels plusieurs médecins se sont livrés pour constater les effets avantageux de la sève de pin, laquelle a justifié ainsi la renommée locale, *vox populi,* qui lui était déjà acquise. Cette renommée s'est propagée au loin, car il nous vient chaque jour des demandes assez nombreuses sans avoir fait la moindre publicité.

Nous étions certain de pouvoir suffire à toutes les commissions qui pourraient nous être adressées. La matière première ne pouvait nous manquer; elle est pour ainsi dire inépuisable, étant alimentée par une industrie dont les produits répondent à une foule de besoins, dans l'agriculture, les chemins de fer, les constructions navales, etc.; mais il fallait conserver le produit, qui est susceptible de s'altérer par la fermentation. Ici nous avons fait intervenir notre initiative, en traitant la sève de pin par un procédé qui neutralise la matière albumineuse sans nuire aucunement à ses qualités essentielles.

Là s'est bornée notre part de recherches et de travaux ; nous avons dû renoncer à faire des études plus étendues sur la constitution chimique de la sève de pin et les autres questions qui la concernent. Une œuvre si difficile exige de la part de l'investigateur une spécialité et une étendue de connaissances, une position particulièrement avantageuse, que nous n'avons pas. Cette notice n'a d'autre but que de donner l'éveil sur un médicament fort utile, quelle que soit sa composition, et d'en propager l'emploi, en spécifiant brièvement son genre d'efficacité et les cas auxquels il est applicable.

Quant à son mode d'administration, on commence généralement par un demi-verre matin et soir, pour arriver rapidement à un verre. Bien des personnes en prennent jusqu'à une bouteille par jour.

Tel est le récit suffisamment circonstancié de ce qui s'est passé au sujet du nouveau médicament dont M. Lecoy a doté la thérapeutique, et qui, dans peu de temps, nous en sommes convaincu, prendra rang parmi les meilleures acquisitions, les plus sûrs agents de la matière médicale. On voit combien la conduite de l'honorable industriel a été sage et logique, éloignée de tout ce charlatanisme employé par les médicastres et tous les faiseurs de prétendus remèdes.

Pour nous, après avoir sommairement signalé les propriétés médicatrices de la sève de pin, voulant rester complètement dans notre rôle de pharmacien, nous laisserons aux médecins le soin de poser toutes les indications et contre-indications, quelque rares que soient ces dernières, de l'emploi du ce nouvel agent thérapeutique ; indications et contre-indications qui doivent résulter soit des conditions individuelles des malades, soit des circonstances propres des divers états morbides. Ils constateront, bien certainement, que si ce médicament, dont nous avons le dépôt général, n'est pas une panacée universelle, et telle est notre opinion, il présente néanmoins de nombreuses et utiles applications, sans dispenser toutefois de l'emploi des autres modificateurs, prophylactiques et thérapeutiques, indiqués dans les mêmes circonstances, climats méridionaux et maritimes, bains de mer, médicaments bromés et iodés, etc., etc.

Nous terminerons par les conclusions et corollaires suivants :

1° Innocuité de la sève de pin, pourvu qu'elle ait été obtenue par double déplacement, et avec toutes les précautions que prend, dans ce cas, M. Lecoy, ce qui doit être, de la part de l'autorité compétente, l'objet d'une véritable investigation et d'une surveillance incessante ;

2° Efficacité incontestable de son usage interne et même externe, vérifiée par de nombreuses observations ;

3° Nouvelle voie pour diverses autres préparations pharmaceutiques de la sève de pin, que nous nous réservons de faire connaître lorsqu'elles auront été contrôlées par la pratique médicale.